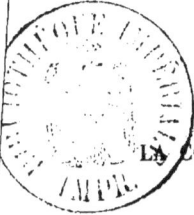

# ÉTUDE

SUR

## LA CONTRACTION MUSCULAIRE

A PROPOS DU

# JUGEMENT DE LA CROIX

DES

## AFFECTIONS SIMULÉES

### ET DES LUXATIONS

PAR

## LE DOCTEUR F.-L. GAILLARD,

CHIRURGIEN DE L'HOTEL-DIEU DE POITIERS, CORRESPONDANT DE L'ACADÉMIE
IMPÉRIALE DE MÉDECINE, ET DE LA SOCIÉTÉ DE CHIRURGIE, ETC.

## POITIERS

HENRI OUDIN, IMPRIMEUR-LIBRAIRE,

RUE DE L'ÉPERON, 4.

1864

# ÉTUDE

SUR

## LA CONTRACTION MUSCULAIRE

A PROPOS DU

# JUGEMENT DE LA CROIX

DES

## AFFECTIONS SIMULÉES

### ET DES LUXATIONS.

———o·o··o··o——

Il m'était resté de mes études classiques le souvenir des ordalies, épreuves judiciaires du moyen-âge, lorsqu'en 1862 une affaire de cour d'assises m'offrit l'occasion d'appliquer un axiome physiologique mis en lumière par ces épreuves, et j'ose dire que les faits d'autrefois me donnèrent la solution de la difficulté qui m'embarrassait.

Les anciens racontent ainsi le jugement de la croix : l'accusé qui devait subir ce jugement était placé devant l'image de la croix, debout, les bras tendus horizontalement, *in crucis formam ;* la durée de l'épreuve était limitée : c'était le temps de réciter les évangiles ou l'oraison dominicale ; celui qui persistait immobile durant la cérémonie était considéré comme innocent ; mais celui qui fléchissait les bras était condamné comme vraiment coupable. (*Glossarium domini Ducange*, v° CRUCIS JUDICIUM.)

La même épreuve était en honneur dans les affaires civiles. En 798, Zénon étant en procès avec le municipe de Vérone, on convint de part et d'autre de choisir des champions, *sine ullo crimine existimatos*, dit l'auteur, Arégaüs pour la ville et Pacificus pour Zénon. S'étant rendus à l'église, ils se placèrent tous les deux les bras étendus devant l'autel pendant qu'on célébrait l'office de la Messe. Jusqu'au milieu de l'évangile, qui était celui de la Passion suivant saint Matthieu, ils firent tous les deux bonne contenance ; mais, à ce moment, Arégaüs tomba par terre à moitié mort, *corruit quasi exanimis*. Pacificus, au contraire, persista jusqu'à la fin de l'évangile et gagna ainsi pour Zénon une certaine *quartam partem*, objet du litige. (*Ughellus*, page 610.)

Arégaüs était resté vingt minutes les bras étendus, et Pacificus quarante minutes.

Pour apprécier exactement la durée de cet effort musculaire, j'ai placé quatre jeunes gens les bras étendus en face d'un beau paquet de cigares qui devait être adjugé au vainqueur ; ils ont cédé dans les intervalles suivants : 7 minutes, 8 minutes, 10 et 19 minutes.

Dans une autre expérience, deux jeunes gens ont pu rester pendant 33 minutes appuyés sur le pied droit sans que le pied gauche touchât la terre : c'est la constatation officielle de ce fait physiologique bien connu d'ailleurs.

*La contraction musculaire volontaire est, de sa nature, momentanée. Aucun effort ne peut la prolonger au-delà d'un temps très-limité. Il est donc facile de distinguer la contraction musculaire, état volontaire et passager, de la rétraction musculaire, état involontaire et permanent.*

Voici maintenant le fait judiciaire. A la cour d'assises de Saintes se présente une jeune fille de 15 ans qui avait été violemment frappée à la hanche plusieurs mois auparavant ; le côté gauche du bassin est fortement soulevé, le talon gauche est de 25 millimètres plus élevé que le talon droit ; ces effets sont dus à une contraction musculaire puissante, car la longueur réelle des deux membres

Pour comprendre ces formes judiciaires, qui nous semblent issues de la barbarie, il faut se représenter les croyances fortes de ces populations, profondément empreintes de l'idée religieuse comme tous les anciens peuples. *Discite, justitiam moniti, non temnere divos.* Le dieu vengeur des parjures était là présent sur l'autel, le bon droit se sentait plus fort et le crime plus tremblant ; puis, dans les affaires criminelles, l'épreuve n'était pas rigoureuse, il fallait tenir les bras étendus pendant un temps limité, *tempore certo*, la durée de l'Oraison dominicale. Beaucoup de gens ne seraient pas allés à Lambessa s'il avait suffi d'une pareille épreuve pour les absoudre. Au fond cette procédure n'était autre chose qu'un appel à la conscience de l'accusé, appel religieux, solennel, ayant Dieu pour témoin et pour juge. Ne lisons-nous pas dans l'article 1366 du Code Napoléon :

« Le juge peut déférer à l'une des parties le serment, ou pour en faire dépendre la décision de la cause, ou seulement pour déterminer le montant de la condamnation » ?

est exactement la même. Un chirurgien soutient qu'il y a coxalgie, un deuxième opine pour la fracture, six autres affirment que la déformation est volontaire et l'infirmité simulée. Le jury, aussi sage que le roi Salomon, sans s'inquiéter de nos discussions scientifiques, déclare purement et simplement que cette fille a été battue.

J'avais pris part aux débats et après la bataille cherchant la solution pratique de cette question controversée entre des hommes d'égale valeur, j'eus l'idée d'appliquer le principe des ordalies. Si la contraction est volontaire, elle doit nécessairement avoir une durée très-limitée; si au contraire elle est involontaire et occasionnée par une cause organique, la contraction doit être permanente.

J'institue une série d'expériences qui me donnent les résultats suivants : un jeune homme couché sur le dos peut volontairement, au moyen d'une contraction musculaire, élever un des côtés du bassin ; le membre inférieur suit et le talon remonte à plus de 7 centimètres de hauteur jusqu'au-dessus de la malléole du côté opposé: le sujet peut ainsi simuler le raccourcissement qui dépendrait d'une coxalgie ou d'une fracture ; mais au bout de 35 minutes les muscles se lassent et le talon revient à la place qu'il avait quitté. Je joins ici un tableau indiquant les périodes de l'ascension et celles de la descente. Quelques autres phénomènes accompagnaient cet effort : ascension de la rotule, relief et dureté des muscles de la cuisse, roideur de l'articulation coxofémorale.

3ᵉ Contraction, 3 h. 10'.

2ᵉ Contraction, 3 h. 9'.

1ʳᵉ Contraction, 3 h. 7'.

1ʳᵉ Contraction 4 cent. 1/2

1 cent. 1/2

1 cent. 1/2

La plus grande rétraction est de 7 cent. 1/2.

*Montée du Talon.*

*Descente du Talon.*

2 cent. 1/2

8 mil.

6 m. 6 m.

9 mil.

7 m.

4 m.

1 cent.

3 h. 10

3 h. 13'

3 h. 26'

3 h. 30'

3 h. 32'

3 h. 34'

3 h. 36'

3 h. 39'

3 h. 35,

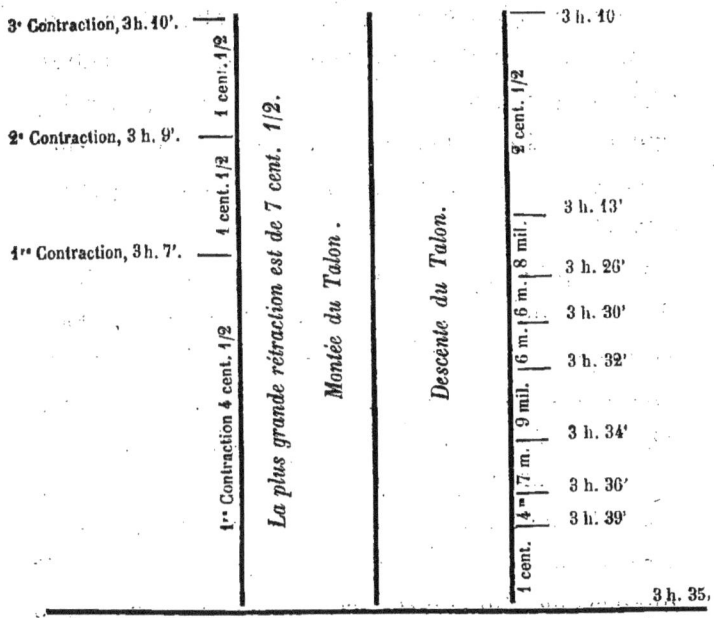

*Ligne passant par les deux Talons.*

Notre malade rochelaise fut couchée sur le dos pendant deux heures entières, mais le bassin resta dévié et le membre raccourci : la difformité était donc bien réelle, involontaire, et occasionnée par des lésions organiques.

Je dois ajouter que l'excellent procédé inventé par M. Larrey pour le diagnostic de ces simulations avait été mis en usage et qu'il avait également donné un résultat négatif. Voici ce procédé tel qu'il m'a été enseigné par votre honorable président : rapprochez les deux genoux, puis faites exécuter rapidement des mouvements d'extension et de flexion aux deux membres accouplés. Au bout de quelques minutes si la difformité est simulée, le membre dévié retombera à sa position normale.

Depuis, une affaire différente a de nouveau appelé mon attention sur la même question.

Rose ***, âgée de 25 ans, passait, dans la commune de ***, pour complétement infirme, impotente, incapable de faire usage de ses membres, elle ne quittait pas son lit, les doigts étaient fléchis dans la paume de la main et fortement crispés, la main fléchie sur le poignet, l'avant-bras sur le bras, le bras lui-même raide et appliqué sur le côté de la poitine. Rose était donc jour et nuit immobile, en outre aphone, presqu'aveugle et chlorotique. Un matin on trouve cette fille ensevelie et quasi étouffée sous des couvertures épaisses, elle se plaint de violences que deux individus du voisinage ont exécutées sur sa personne; l'affaire est portée à la cour d'assises, puis je suis chargé de dire si la plaignante avait pu elle-même s'introduire, dans le vagin, des clous de charrettes et autres ferrailles qu'on y avait rencontrés.

C'était le principal chef d'accusation contre les frères N... Le ministère public s'appuyait sur l'état d'infirmité et d'impotence absolue dans lequel se trouvait la fille Rose; les doigts, nous l'avons dit, étaient fortement crispés dans la paume de la main, on ne pouvait les relever sans employer une très-grande force, ils revenaient immédiatement dans leur position. Une ficelle mince est glissée dans la paume de la main, sous les doigts crispés; les deux bouts sont réunis et attachés à la partie inférieure d'une poulie mouflée, un poids d'un kilogramme est suspendu à la corde de traction pendant un quart d'heure, — une forte contraction musculaire maintient d'abord les doigts crispés et le membre fléchi; puis les muscles se lassent, l'avant-bras s'étend, ainsi que le poignet. Les doigts, sous l'influence de cette traction faible mais continue, s'allongent malgré les efforts violents que fait évidemment la malade. Enfin après 30 minutes la ficelle s'échappe de la main *parfaitement* étendue et nous démontre ainsi que les extrémités supérieures ne sont point atteintes de rétraction comme on l'avait cru.

Nous ajouterons que les muscles extenseurs n'étaient point paralysés, mais très-sensibles à l'excitation galvanique ; de plus, la cavité vaginale mesurait 67 centimètres cubes, et la masse de ferrailles qu'on soutenait y avoir logé était de 280 centimètres cubes.

A l'occasion de deux luxations anciennes et rebelles à tous les efforts de réduction, j'ai encore utilisé la même notion physiologique. Le premier obstacle à vaincre en pareil cas, disent les auteurs, c'est la contraction musculaire, et pour la surmonter, on conseille des tractions puissantes, et l'anesthésie, poussée jusqu'à la résolution complète, deux choses qui présentent, chacun le sait, de graves inconvénients : j'ai pu obtenir la résolution des muscles par un moyen moins dangereux.

Samson, de Parthenay, homme très-vigoureux, âgé de 38 ans, est atteint d'une luxation de l'humérus droit depuis 48 jours. Cette luxation, directement en bas (*sous-glénoïdienne*), est bien caractérisée par l'abduction de l'humérus qui forme un angle droit avec la paroi du thorax. Nous instituons le traitement suivant :

Le malade, déshabillé, est couché sur un matelas ; une anse de corde de 50 centimètres est fixée à la partie inférieure et extérieure du bras par plusieurs tours d'une bande étroite solide, serrée et nouée ; l'autre extrémité de l'anse est placée dans le crochet d'une moufle verticale ; deux aides saisissent les jambes et supportent la moitié inférieure du corps, de telle sorte qu'au moment où la traction exercée par la moufle sur le bras soulève le buste à un mètre de hauteur, le corps soit toujours maintenu dans la position horizontale, et que ni la main gauche, ni le genou ne gardent un point d'appui sur le sol ; en même temps, un aide administre l'éther à petites doses, de manière à obtenir deux actions sumultanées : fatigue des muscles de l'épaule par le poids du corps, affaiblissement de la contraction musculaire par l'intervention de l'éther.

Le malade étant ainsi suspendu par le bras, au bout d'une corde mobile, il flotte dans tous les sens ; on peut le déplacer, l'incliner à droite et à gauche, exercer des tractions verticales, horizontales, obliques et rotatives. Au besoin, on augmente le poids du corps en pesant sur lui. Ces manœuvres diverses sont des plus faciles. Avant d'avoir passé un quart d'heure, notre malade, qui n'a point perdu connaissance, s'affaisse sans résistance : on reconnaît en ce moment que la tête de l'os est très-solide dans sa nouvelle position. Nous avons donc à détruire les adhérences fibreuses qui constituent réellement le plus grand obstacle à la réduction des luxations anciennes. Nous laissons descendre le malade sur son matelas, puis, nous mobilisons avec peine, mais complétement, la tête luxée par des mouvements d'adduction, d'abduction et de circumflexion ; les brides cellulo-fibreuses se rompent avec des craquements qui s'entendent à distance ; quelques minutes après, la réduction se fait pendant une nouvelle suspension du malade.

Quinze jours après, nous recevons à l'Hôtel-Dieu le sieur Cartier, âgé de 34 ans, de la ville de Saint-Loup. Cette luxation sous-coracoïdienne date de 98 jours. Par la même méthode, nous obtenons le même succès : le malade entre le 13 juin 1863, sort le 25.

Le hasard produit parfois de bizarres coïncidences. Au milieu des chasses royales du duc de Beaufort, un jeune gentleman roule sur la lande avec son cheval ; il gagne une luxation sous-épineuse remarquable par la mobilité du bras, qui s'appliquait très-bien au côté de la poitrine. Nous avons ainsi réuni une collection des principales luxations de l'épaule.

Par ces recherches, nous aurons, j'ose l'espérer, facilité le diagnostic de quelques affections, et simplifié le traitement des luxations.

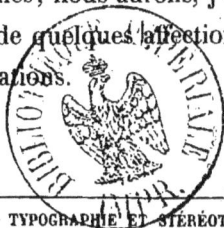

POITIERS. — TYPOGRAPHIE ET STÉRÉOTYPIE OUDIN.

1864

107

www.ingramcontent.com/pod-product-compliance
Lightning Source LLC
Chambersburg PA
CBHW050355210326
41520CB00020B/6319